AF152522

BEI GRIN MACHT SICH IHR WISSEN BEZAHLT

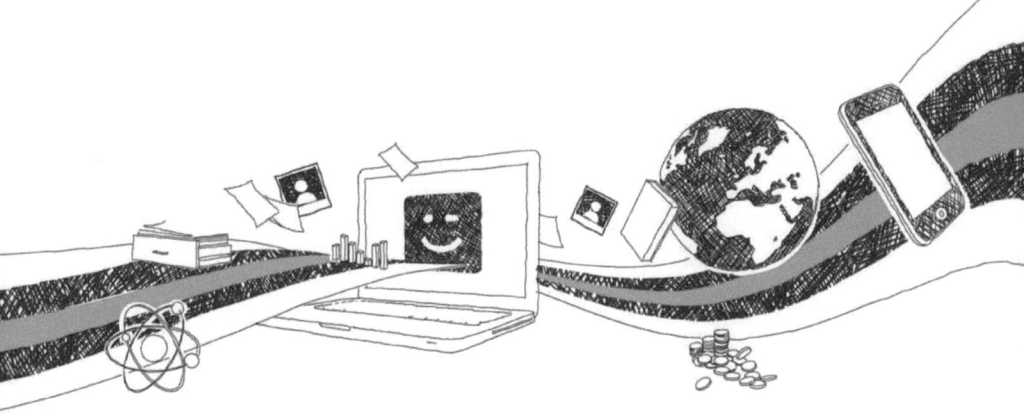

- Wir veröffentlichen Ihre Hausarbeit, Bachelor- und Masterarbeit

- Ihr eigenes eBook und Buch - weltweit in allen wichtigen Shops

- Verdienen Sie an jedem Verkauf

Jetzt bei www.GRIN.com hochladen und kostenlos publizieren

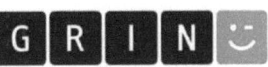

Bibliografische Information der Deutschen Nationalbibliothek:

Die Deutsche Bibliothek verzeichnet diese Publikation in der Deutschen National-
bibliografie; detaillierte bibliografische Daten sind im Internet über http://dnb.d-
nb.de/ abrufbar.

Impressum:

Copyright © 2010 GRIN Verlag, Open Publishing GmbH
Druck und Bindung: Books on Demand GmbH, Norderstedt Germany
ISBN: 9783640657940

Dieses Buch bei GRIN:

http://www.grin.com/de/e-book/153545/referenzmodell-fuer-it-beratung-im-
gesundheitssystem

Cyrille Herve Timwo Monthe

Referenzmodell für IT-Beratung im Gesundheitssystem

E-Health Consulting Life Cycle

GRIN Verlag

GRIN - Your knowledge has value

Der GRIN Verlag publiziert seit 1998 wissenschaftliche Arbeiten von Studenten, Hochschullehrern und anderen Akademikern als eBook und gedrucktes Buch. Die Verlagswebsite www.grin.com ist die ideale Plattform zur Veröffentlichung von Hausarbeiten, Abschlussarbeiten, wissenschaftlichen Aufsätzen, Dissertationen und Fachbüchern.

Besuchen Sie uns im Internet:

http://www.grin.com/

http://www.facebook.com/grincom

http://www.twitter.com/grin_com

Referenzmodell für IT-Beratung im Gesundheitssystem

"E-Health Consulting Life Cycle"

Autor

Vorname: Cyrille Herve

Nachname: Timwo Monthe

Akademische Grade:

Master of Science (MSc), Master of Business Administration (MBA)

Datum

04. Juli 2010

Inhaltsverzeichnis

Referenzmodell für IT-Beratung im Gesundheitssystem - „E-Health Consulting Life Cycle"
Cyrille Herve Timwo Monthe
2010

Abstract

In Bezug auf die Bürgerorientierung zur Stabilisierung des Gesundheitssystems wurde mit der Publikation *„Forschungsdefizit im Gesundheitssystem für die Optimierung der Schnittstelle Bürger - Gesundheitsversorgung (Bü-GV)"* ein erkennbares Forschungsdefizit im deutschen Gesundheitssystem aufgezeigt. Die Forschungsfrage lautet: Wie kann die Schnittstelle Bü-GV durch IT-Beratung im Gesundheitssystem optimiert und kontrollierbar gestaltet werden?[1] Zur Beantwortung der Forschungsfrage wurde zunächst mit der Publikation *„Forschungsmethodischer Ansatz zur Optimierung der Schnittstelle Bürger - Gesundheitsversorgung (Bü-GV) durch IT-Beratung"*[2] das Ergebnis von methodischen Überlegungen vorgestellt. Mit der Publikation *„IT-Beratung im Gesundheitssystem aus systemtheoretischer Perspektive - Status Quo -"*[3] wurden anschließend die Voraussetzung für die Entwicklung des Lösungsansatzes geschaffen und die Anforderung für den Lösungsansatz beschreiben.

Darauf basierend dient der vorliegende Forschungsbeitrag dazu, ein zielgerichtetes Lösungsmodell darzustellen und somit die Forschungsfrage zu beantworten. Die vorliegenden Forschungsergebnisse zeigen in der Zusammenfassung einen Beratungsansatz, der für die Stabilisierung des Gesundheitssystems an E-Health anknüpft. Mit dessen Hilfe können Implementierungsmodelle entwickelt und umgesetzt werden.

---

1 Timwo Monthe, Cyrille Herve (2009a): Forschungsdefizit im Gesundheitssystem für die Optimierung der Schnittstelle Bürger - Gesundheitsversorgung (Bü-GV): Grin Verlag.
2 Timwo Monthe, Cyrille Herve (2009b): Forschungsmethodischer Ansatz zur Optimierung der Schnittstelle Bürger - Gesundheitsversorgung (Bü-GV) durch IT-Beratung: Grin Verlag.
3 Timwo Monthe, Cyrille Herve (2009c): IT-Beratung im Gesundheitssystem aus systemtheoretischer Perspektive - Status Quo -: Grin Verlag.

1   Einleitung

Die Bürgerorientierung gilt als strategisches Ziel der EU zur Stabilisierung des Gesundheitssystems in Europa. Bezüglich der Bürgerorientierung kann das deutsche Gesundheitssystem vermutlich die Organisations- und Steuerungsprobleme nicht selbst bewältigen. Die Einbeziehung der Beratung scheint notwendig zu sein, damit das Gesundheitssystem sich wesentlich auf sein Kerngeschäft fokussiert. Die folgende Abbildung 1 zeigt ein Forschungsdefizit für die Optimierung der Schnittstelle zwischen Bürger und Gesundheitsversorgung (Bü-GV) zur Stabilisierung des Gesundheitssystems auf. Die Forschungsfrage lautet: Wie kann die Schnittstelle Bü-GV durch IT-Beratung im Gesundheitssystem optimiert und kontrollierbar gestaltet werden? [4]

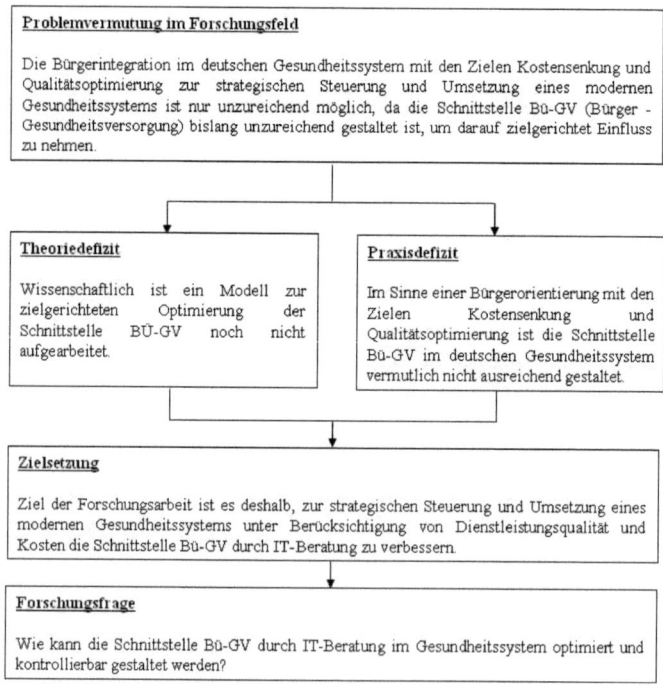

Abbildung 1: Forschungsdefizit [5]

---

4 Timwo Monthe, Cyrille Herve (2009a): Forschungsdefizit im Gesundheitssystem für die Optimierung der Schnittstelle Bürger - Gesundheitsversorgung (Bü-GV): Grin Verlag, S. 12
5 Timwo Monthe, Cyrille Herve (2009a), S. 13

Mit Hilfe des entwickelten Ablaufs zur Modellentwicklung, wie in der Abbildung 2 ersichtlich ist, soll das Lösungsmodell am Ende einer theoretischen Abarbeitung entstehen.

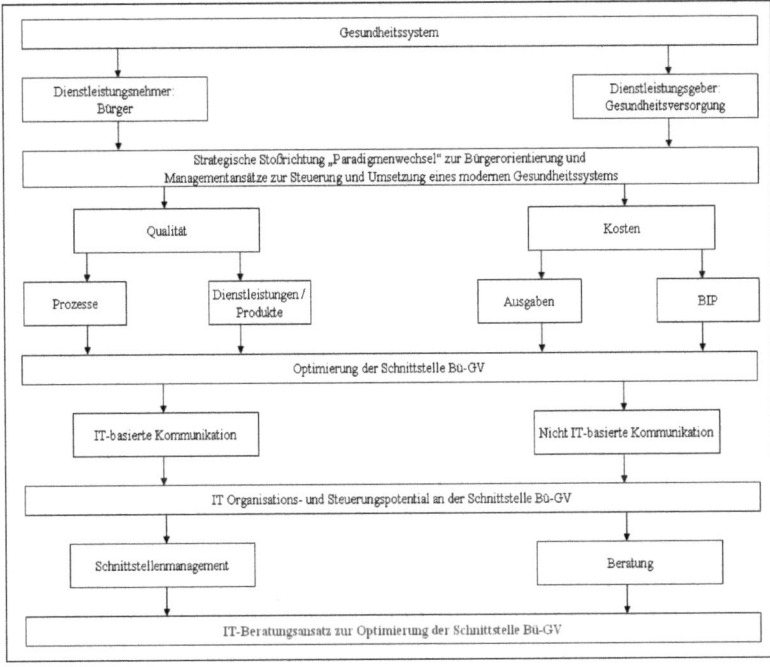

Abbildung 2: Rahmen für den Ablauf zur Modellentwicklung [6]

Das Ergebnis der methodischen Überlegungen (Abbildung 2) dient dazu, ein zielgerichtetes Lösungsmodell zur Optimierung der Schnittstelle Bürger - Gesundheitsversorgung (Bü-GV) durch IT-Beratung zu entwickeln und somit die Forschungsfrage zu beantworten. Die Modellentwicklung ist auf die Zielstellung des Forschungsprojektes ausgerichtet. Ziel des Forschungsprojektes ist es, zur strategischen Steuerung und Umsetzung eines modernen Gesundheitssystems unter Berücksichtigung von Dienstleistungsqualität und Kosten die Schnittstelle Bü-GV durch IT-Beratung zu verbessern. Die Rahmenbedingung stellt dabei das

Referenzmodell für IT-Beratung im Gesundheitssystem - „E-Health Consulting Life Cycle"
Cyrille Herve Timwo Monthe
2010

im Jahr 2009 aktuell politische Gesundheitssystem in Deutschland dar. Die folgende Abbildung 3 schafft die Voraussetzung für die Entwicklung des Lösungsansatzes zur Verbesserung der Schnittstelle Bü-GV und beschreibt die Anforderung für den Lösungsansatz.

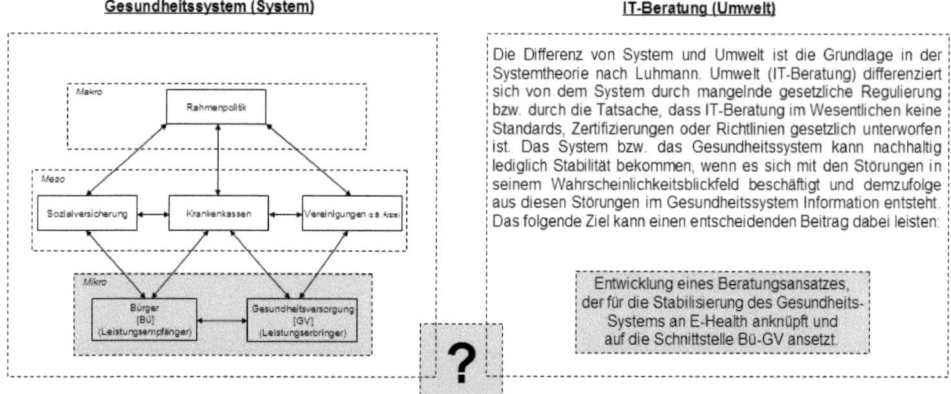

Abbildung 3: IT-Beratung im Gesundheitssystem aus systemtheoretischer Sicht [7]

Der vorliegende Forschungsbeitrag behandelt ausschließlich den letzten Schritt der Modellentwicklung (Abbildung 2). Dieser Schritt gibt vor, ein Lösungsmodell mit Praxisrelevanz zur strategischen Steuerung und Umsetzung eines modernen Gesundheitssystems durch IT Beratung unter Berücksichtigung von Dienstleistungsqualität und Kosten darzustellen.

6 Timwo Monthe, Cyrille Herve (2009b), S. 12
7 Timwo Monthe, Cyrille Herve (2009c): IT-Beratung im Gesundheitssystem aus systemtheoretischer Perspektive - Status Quo -: Grin Verlag, S. 18

2   IT-Beratung

Beratung ist ein vielseitiger und unspezifischer Begriff[8], der mögliche Bedeutungsinhalte offen lässt[9]. Beratung ist grundsätzlich eine Interaktionsform, die dem Wissenstransfer dient.[10] Beratung als Organisation in der heutigen Marktwirtschaft benötigt ein klares Unternehmenskonzept, das eine systematisch und planvoll gesteuerte Organisationsentwicklung unterstützt und die Umsetzungswahrscheinlichkeit erhöht. Chandler hat bereits in den 1960er-Jahren aufgezeigt, dass die Organisationsstruktur eng mit ihrer Strategie verbunden ist und auf Prozessen basiert oder – wie es Chandler formuliert hat: „Structure follows Process follows Strategy."[11] Der Beratungsprozess (bzw. das Lösungsmodell dieser Forschungsarbeit) verfolgt das strategische Ziel der EU; nämlich die Bürgerorientierung für die Verbesserung des Gesundheitssystems.

- Strategie: Von Patientenintegration zu Bürgerintegration
- Prozess: (Lösungsmodell: Beratungsansatz)
- Struktur: (Ausblick)

3   Zusammenfassung der theoretischen Analyse

3.1   Gesundheitssystem

Theoretisches Konzept - Punkt 1 (in der Abbildung 2): Umsetzungsdilemma im Gesundheitssystem.

Die Organisations- und Steuerungsprobleme zur Bürgerorientierung sind einerseits für die Dienstleistungsnehmer (Bürger) und andererseits für die

---

8 Vgl. Koch-Straube, Ursula (2003): Beratung in der Pflege, in: Pflege und Gesellschaft - Das Originäre der Pflege entdecken. Pflege beschreiben, erfassen und begrenzen, DV Pflegewissenschaft, Frankfurt am Main: Mabuse Verlag, S. 2
9 Vgl. Engel F, Sickendick U (2005): Beratung ein eigenständiges Handlungsfeld mit neuen Herausforderungen. In: Pflege & Gesellschaft 04/2005, S. 163
10 Vgl. Pohlmann, Markus (2006): Beratung als Interaktionsform - Perspektiven, Trends und Herausforderungen, in: Markus Pohlmann und Thorsten Zillmann: Beratung und Weiterbildung. Fallstudien, Aufgaben und Lösungen. München und Wien: insb. S. 32-36
11 Chandler, Alfred D. Jr. (1969): Strategy and Structure: Chapters in the History of the Industrial Enterprise, Cambridge: MIT Press

Dienstleistungsgeber (Gesundheitsversorgung) zu identifizieren; Wie zum Beispiel aus Erkenntnissen bei der Einführung der elektronischen Gesundheitskarte. [12]

Erkenntnisgewinn

Integration als Basis für die erfolgreiche Umsetzung: Integration ist nicht primär eine technische Frage, sondern erfordert Anstrengungen auf allen Ebenen betrieblicher Organisation. [13] Dies ist im Zuge der IT-Beratung zu berücksichtigen und bei der Lösungsumsetzung sicher zu stellen.

Wandel als Ergebnis der Integration!

Zahlreiche wissenschaftliche Klassiker haben sich intensiv mit Fragen der Integration befasst. Gerade die frühen Theoretiker der Soziologie (Emile Durkheim, Herbert Spencer, Georg Simmel, Ferdinand Tönnies) beschreiben den Wandel der Gesellschaft immer auch als einen Wandel des jeweiligen Modus der Integration.

3.2 Strategische Systemsteuerung

Theoretisches Konzept - Punkt 2 (in der Abbildung 2): Systemsteuerung im Paradigmenwechsel zur Bürgerorientierung.

Aus der Identifikation - im Punkt 1. - sind mögliche Verbesserungspotenziale über die aktuellen Managementansätze zur Steuerung und Umsetzung eines modernen Gesundheitssystems herauszustellen. Für eine ganzheitliche Systembetrachtung sind die Zusammenhänge zwischen einerseits die Qualität bezogen auf Produkte/Dienstleistungen und Prozesse und anderseits die Kosten bezogen auf Ausgaben und BIP (Bruttoinlandsprodukt) festzustellen. [14]

Erkenntnisgewinn

Gestaltung als Basis für die erfolgreiche Steuerung: Versteht man Organisationen als seblstreferenzielle Systeme in der IT-Beratung, reagieren diese auf gezielte Interventionsversuche äußerst unterschiedlich, und es ergeben sich enge Grenzen einer gezielten Steuerbarkeit; die Gestaltung der

---

12 Timwo Monthe, Cyrille Herve (2009b), S. 10
13 Österle, H. (1996): Integration. Schlüssel zur Informationsgesellschaft, in: Österle, H. / Riehm, R. / Vogeler, P. (Hrsg.): Middelware: Grundlage, Produkte und Anwendungsbeispiele für die heterogener Welten, Braunschweig und Wiesbaden: Vieweg Verlag, S. 3
14 Timwo Monthe, Cyrille Herve (2009b), S. 10-11

Rahmenbedingungen und indirekte (Kontext-)Steuerung treten in den Vordergrund. [15]

Regeln als Ergebnis der Gestaltung: Die Organisationsgestaltung hat den Zweck, proaktiv, das heißt im Hinblick auf aktuelle und zukünftige Anforderungen, wirksame Regeln zu schaffen. [16] Somit gelten Regeln für das Lösungsmodell in dieser Forschungsarbeit als Ergebnis der Gestaltungsphase, um den Wertbeitrag zur Bürgerorientierung steuern zu können.

3.3 Bürgerorientierung an der Schnittstelle Bü-GV

Theoretisches Konzept - Punkt 3 (in der Abbildung 2): Bürgerorientierung (Customer-Value-Management) an der Schnittstelle Bü-GV.

Auf der Basis - Punkt 2. - kann eine Darstellung über den Zusammenhang zwischen Bürger und Gesundheitsversorgung ausgearbeitet werden, um die Schnittstelle Bü-GV zu charakterisieren. Anschließend sind als Basis zur Optimierung der Schnittstelle Bü-GV einerseits die IT-basierte und andererseits die nicht IT-basierte Kommunikation zu betrachten. [17]

Erkenntnisgewinn

Selektion als Basis für die erfolgreiche Bürgerorientierung: IT-Beratung zielt bei der Selektion von Anschlussmöglichkeiten auf die Gewährleistung einer Reibungslosen Kommunikation ab, denn Selektion wird durch Kommunikation konstruiert und sichert die Produktion von „Sinn". [18]

(Bürger-)Nutzen als Ergebnis der Selektion: Die Auswirkungen der Selektionsstrategie auf den erzielbaren Nutzen sind experimentell zu ermitteln. [19] Im Falle einer erzielbaren Nutzensteigerung ist weiterhin zu klären, wie stark die Attributgewichte bei der Selektion berücksichtigt werden müssen, um den resultierenden Nutzenzuwachs zu maximieren. Nutzen entsteht nur außerhalb des

---

15 Scherm, Ewald / Pietsch, Gotthard (2007): Organisation. Theorie, Gestaltung, Wandel: Oldenbourger Verlag, S. 333
16 Vgl. Glatz, Hans / Graf-Götz, Friedrich : Handbuch Organisation gestalten: Für Praktiker aus Profit- und Non-Profit-Unternehmen, Trainer und Berater: Beltz Verlag, S. 75
17 Timwo Monthe, Cyrille Herve (2009b), S. 11
18 Bauer, Thomas A. (2003): Medienwissenschaftliche Perspektive III, in: Altmeppen, Klaus-Dieter / Karmasin, Matthias (Hrsg.): Medien und Ökonomie, Bd.1/1, Grundlagen der Medienökonomie. Wirtschaftswissenschaft, Kommunikations- und Medienwissenschaft: VS Verlag, S. 124
19 Lang, Florian (2007): Wissensbasierte Verhandlungsautomatisierung auf elektronischen Echtzeit-Märkten: Gabler Verlag, S. 193

Unternehmens (IT-Beratung), Nutzen entsteht konkret beim Leistungsempfänger, beim Kunden. [20] Am Beispiel des Bürgers (Leistungsempfänger) als Kunde macht sich der Nutzen erst nach einer Interaktion mit der Gesundheitsversorgung (Leistungserbringer) wesentlich bemerkbar. Daraus ergeben sich Potentiale in der Vernetzung im Gesundheitsmarkt. [21]

3.4 IT-Organisations- und Steuerungspotential

Theoretisches Konzept - Punkt 4 (in der Abbildung 2): IT-Organisations- und Steuerungspotential an der Schnittstelle Bü-GV, System- und Umweltanpassung für die Existenz.

Aus der Betrachtung - im Punkt 3. - ist das IT Organisations- und steuerungspotenzial darzustellen. Hier ist aus der Untersuchung der Managementansätze im Gesundheitswesen und die IT Organisations- und steuerungspotenzial im Gesundheitssystem abzuleiten, was IT-Beratung tun kann, um die Schnittstelle Bü-GV zu optimieren. Dabei sind die Verknüpfungen einerseits aus dem Schnittstellenmanagement im Gesundheitssystem und andererseits aus den Beratungsprozessen darzustellen. [22]

Erkenntnisgewinn

Adaptation als Basis für System- und Umweltanpassung: Sober definiert die Adaptation als dasjenige Merkmal, das aufgrund seiner (systemischen) Rolle im Evolutionsprozess selektiert wurde. [23] Als Adaptation bezeichnet Röpke den Prozess des Neueinspielens einer System-Umwelt-Beziehung. Adaptation steht in Mathematik und Informatik für die Anpassung von Informationen bzw. von Informationssystemen an Nutzerbedürfnisse. Für die Bürgerorientierung bedeutet es für die IT-Beratung, die Leistungsempfangsbereiche in der Gesundheitsversorgung nicht einzeln zu betrachten, sondern immer im

---

20 Malik, Fredmund (2007): Management. Das A und O des Handwerks: Campus Verlag, S. 34
21 Vgl. Eberspächer, Jörg (2006): eHealth. Innovationen durch Informationstechnologien im Gesundheitswesen, in: Picot, Arnold / Eberspächer, Jörg / Braun, Günter (Hrsg.): eHealth. Innovations- und Wachstumsmotor für Europa. Potenziale in einem vernetzten Gesundheitsmarkt, Berlin / Heidelberg: Springer Verlag, S. 2
22 Timwo Monthe, Cyrille Herve (2009b), S. 11
23 Sober, E. (1984): Conceptional Issues in Evolutionary Biology. Cambridge, Mass.: Bradford Books, MIT Press, S. 208

Gesamtkontext permanent zu bearbeiten, um die Adaptation, also die Anpassung der kognitiven Strukturen an die Umwelt,[24] zu gewährleisten.

Umzusetzende Lösungen als Ergebnis der Adaptation: Die Adaptation kann als Problemlösungsverhalten gelten. Problemlösungsverhalten ist zweckgebunden. Es ist adaptiv, wenn es für das System einen Nutzen bringt.[25] Anpassungsverhalten wird nach Röpke als innovativ, neuartig, kreativ, wenn ein System mit qualitativ verschiedenen Antworten an die Lösung seiner Probleme geht, und als repetitiv, routiniert, traditional, wenn ein System sein Problemlösungsverhalten trotz veränderter Umstände kopiert. Somit resultiert „Lösung" als Ergebnis der Adaptationsphase, die mit Hilfe der IT-Beratung zu erarbeiten/ entwickeln/ umzusetzen gilt.

4   Phasen des Lösungsmodells

Für das Lösungsmodell (bzw. für den Beratungsansatz) wird angenommen, dass soziale Systeme „lebende Prozesse" sind, welche durch die Menschen, die in ihnen handeln, ständig mehr oder weniger verändert werden.[26] Lebende Prozesse sind kreisförmige Prozesse und nicht durch lineare Folgen von Ursache und Wirkung gekennzeichnet.[27] Die Idee der Kreisförmigkeit hat ihren Ursprung in der Kybernetik. Der Mathematiker und „Vater" der Kybernetik, Norbert Wiener, hat Mitte des 20. Jahrhundert erkannt, dass es Wirkweisen gibt, die identische Muster aufweisen.[28] Die bedeutende Erscheinung ist dabei die kreisförmigen Abläufe. Ein aktuell sehr erfolgreiches Beispielmodell ist der PDCA (Plan-Do-Check-Act)-

---

24 Vgl. Aschke, Manfred (2002): Kommunikation, Koordination und soziales System. Theoretische Grundlagen für die Erklärung der Evolution von Kultur und Gesellschaft: Lucius & Lucius Verlag, S. 197
25 Röpke, Jochen (1977): Die Strategie der Innovation. Eine systemtheoretische Untersuchung der Interaktion von Individuum, Organisation und Markt im Neuerungsprozess: Mohr Siebeck Verlag, S. 37
26 Vgl. Bergmann, Gustav / Jürgen Daub (2006): Innovations- und Kompetenzmanagement. Grundlagen - Prozesse – Perspektiven: Gabler Verlag, S. 98
27 Vgl. Brandl-Nebehay, Andrea / Rauscher-Gföhler, Billie / Kleibel-Arbeithuber, Juliane (1998): Systemische Familientherapie. Grundlagen, Methoden und aktuelle Trends: Facultas Universitätsverlag, S. 45.
28 Vgl. Wiener, Norbert (1948): Cybernetics or Control and Communication in the Animal and the Machine: MIT Press (deutsche Ausgabe: Kybernetik. Regelung und Nachrichtenübertragung im Lebewesen und in der Maschine, 1948)

Referenzmodell für IT-Beratung im Gesundheitssystem - „E-Health Consulting Life Cycle"
Cyrille Herve Timwo Monthe
2010

Zyklus nach Deming[29], das die Grundlage für zahlreiche internationale Standards wie z.B. für ISO 9000ff ist. Somit kann das Lösungsmodell die Grundsätze von lebenden Prozessen verfolgen, da im Gesundheitssystem durch seine überdurchschnittlichen gesetzlichen Regulierungen identische Muster in vorhandenen Prozessen zu finden sind. Daraus folgend soll das Lösungsmodell einen kreisförmigen Ablauf darstellen, den aus der erarbeiteten Schritten des Forschungsmodells (Abbildung 2) resultiert. Hinzu ist zu berücksichtigen, dass jede Phase bzw. jede Aktivität grundsätzlich immer Ergebnisse erzielt. Ergebnisse vorausgegangener Aktivitäten fließen als Input in Folgeaktivitäten ein und erzeugen als Output wieder neue Ergebnisse.[30] Dieses Input-Output-Verhältnis der Ergebnisse ist elementar für die Methode und ihren Einsatz in der Beratung. Daraus stellt die folgende Abbildung 4 zunächst die (auf Bürgerorientierung bzw. Kundenorientierung ausgerichteten) Phasen und Ergebnisse der IT-Beratung zur strategischen Steuerung des Gesundheitssystems bezüglich der Optimierung der Schnittstelle Bü-GV dar:

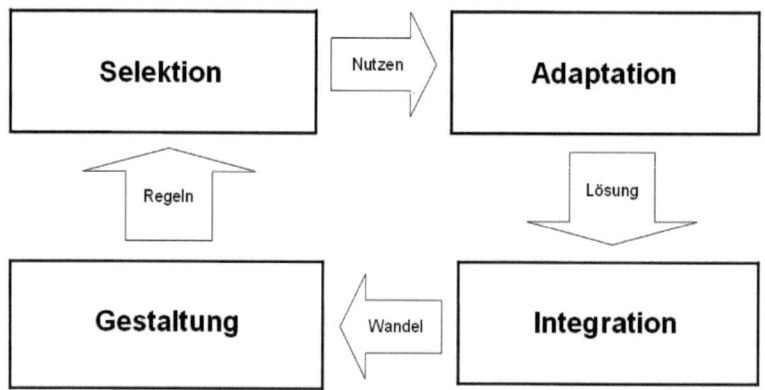

Abbildung 4: Managementzyklus zur strategischen Systemsteuerung

---

29 Vgl. Deming, W.E. (1982): Out of the Crisis: Massachusetts Institute of Technology, Cambridge, S. 88.
30 Vgl. Best, Eva / Weth, Martin (2009): Geschäftsprozesse optimieren. Der Praxisleitfaden für erfolgreiche Reorganisation. Gabler Verlag, 3. Auflage, S. 15

Optimierung in dieser Arbeit lässt sich mit der Beschreibung von Komplexitätsreduktion nach Luhmann ableiten. Komplexitätsreduktion ist durch Redundanz und Varietät (ermöglicht Flexibilität und Reaktionsmöglichkeit) umsetzbar und ist ein Instrument des Kostenmanagements.[31] Nach Heiß bedeutet auch Kostenmanagement, die Effizienz und Effektivität zu überprüfen und alle wertschöpfenden Aktivitäten auf deren direkten oder indirekten Kundennutzen hin zu überprüfen. Komplexitätsreduktion in anderen Bereichen u.a. in der Automobilindustrie verfolgt hinzu noch die Ziele Qualitätsverbesserung, Innovationsförderung sowie Zeitersparung[32], worauf sich diesbezüglich mögliches Potential für das Gesundheitssystem sich ableiten lässt.

Das primäre Ziel von Komplexitätsreduktion ist es, die Fähigkeit eines Systems zur Entsprechung der Umweltkomplexität zu verbessern bzw. nahezu konstant zu halten und gleichzeitig die eigene Komplexität des Systems zu verringern. Hierzu stehen verschiedene Methoden bereit, die in der Regel jedoch lediglich eine Aufzählung unterschiedlicher Einzeleinsätze darstellen[33] oder nicht auf der Idee der selektiven Komplexität basieren.[34] Komplexität ist gegeben, sobald die Anforderungen an das System (Gesundheitssystem) durch die Umwelt (IT-Beratung) bestimmt werden, wobei Komplexitätsreduktion einen Ausschnitt der Umwelt zu eigenem Vorteil mit zu gestalten bedeutet.[35]

4.1 Gestaltungsphase

Aus Störungen der Umwelt (IT-Beratung), Informationen im System (Gesundheitssystem) zu generieren, bedeutet es im Sinne der Übertragung der Komplexitätsreduktion für das Lösungsmodell dieser Forschungsarbeit, IT-Beratung in der Gesundheitsversorgung zu integrieren. Dieses wird im

---

31 Vgl. Heiß, Marianne (2004): Strategisches Kostenmanagement in der Praxis. Instrumente - Maßnahmen - Umsetzung: Gabler Verlag, S. 9
32 Vgl. Schonert, Torsten (2008): Interorganisationaler Wertschöpfungsnetzwerke in der deutschen Automobilindustrie: Gabler Verlag , S. 203
33 Vgl. Bliss, C. (2000): Management von Komplexität. Ein integrierter, systemtheoretischer Ansatz zur Komplexitätsreduktion, Wiesbaden: Gabler, S. 171f
34 Kerridge, D. / Kerridge, S. (1997): „Managing Complexity", in Journal for Quality and Participation, Vol. 20, No. 2, S.60-65
35 Vgl. Luhmann, Niklas (1984): Soziale Systeme. Grundriss einer allgemeinen Theorie, Frankfurt am Main: Suhrkamp Verlag, S. 22ff

Referenzmodell für IT-Beratung im Gesundheitssystem - „E-Health Consulting Life Cycle"
Cyrille Herve Timwo Monthe
2010

Lösungsmodell in der **Gestaltungsphase** insbesondere mit Gesetze und/oder Standards und/oder Zertifizierungen ermöglicht. Auf einen Handlungskomplex bezogen, lässt sich Komplexitätsreduktion durch Spezialisierung und Standardisierung von Prozessen erreichen.[36] Eine Kontrollinstanz bzw. Controlling ist für die Steuerung komplexen Systemen unverzichtbar. Einfache Systeme stellen keine großen Probleme, was ihre Steuerung, Regulierung und Lenkung - kurz, ihre Kontrolle - betrifft. Nach Malik treten ernsthafte Probleme auf - dann unerbittlich - wenn ein System komplex ist. Management bedeute, ein System unter Kontrolle zu bringen und es unter Kontrolle zu halten.[37] In der Akquise werden alle Maßnahmen der Kundengewinnung definiert. Wer Kunden gewinnen will, muss erkennen, wie er Schritt für Schritt den Entscheidungsprozess des Kunden unterstützt. Denn „Zweck des Unternehmens ist es, zufriedene Kunden zu schaffen."[38] Somit entstehen hauptsächlich *Regeln* aus der Gestaltungsphase.

4.2 Selektionsphase

Schon aufgrund der gesellschaftlichen Rolle von Akteuren im Gesundheitswesen ist eine reine Fokussierung auf die Interessen der Anteilseigner nicht zu vertreten, deshalb ist die Weiterentwicklung in Richtung Customer-Value konzeptionell fortzuführen. Bei Customer Value handelt es sich um einen integrierten Managementansatz mit der wichtigsten Perspektive des Kunden.[39] Tiefgreifende Veränderungen in den Umfeldbedingungen sowie die stürmische Entwicklung der Informations- und Kommunikationstechnologien der letzten Jahre haben die Voraussetzungen geschaffen, dass Unternehmen zunehmend eine neue Zielgröße in den Fokus ihrer strategischen Ausrichtung stellen: den Customer Value.[40]

---

36 Vgl. Plag, Martin (2007): Veränderungsmanagement in Bundesministerien. Eine empirische Untersuchung auf Basis multipler Fallstudien: Gabler Verlag, S. 69
37 Vgl. Malik, Fredmund (2008): Strategie des Managements komplexer Systeme, Haupt Verlag: 10 Auflage, S. 41
38 Malik, Fredmund (2008): Unternehmenspolitik und Corporate Governance: Wie sich Organisationen von selbst organisieren: Campus Verlag, S. 149
39 Vgl. Belz, Christian / Bieger, Thomas et al. (2006): Customer Value - Kundenvorteile schaffen Unternehmensvorteile. St.Gallen/München: Thexis/ Redline Wirtschaft bei Verlag Moderne Industrie, 2. Auflage, S. 115.
40 Vgl. Malik, Fredmund (2007): Management: Das A und O des Handwerks: Campus Verlag, S 157

Referenzmodell für IT-Beratung im Gesundheitssystem - „E-Health Consulting Life Cycle"
Cyrille Herve Timwo Monthe
2010

In Bezug auf das Lösungsmodell richtet sich den Customer Value auf den Bürgern in der **Selektionsphase** der Beratung. Effektivität, Produktivität und Qualität von Institutionen des Gesundheitssystems hängen auch von der eingesetzten Informationstechnologie ab. „The future for information technology is about developing new relationships between health care practitioners and patients. Information technology programs must work collaboratively with doctors to develop new ways of delivery health care that overcome the deficiencies that have beset the traditional doctor-patient relationship".[41] Web-Technologien eignen sich nicht nur für die bunten Seiten eines Versandhauskatalogs im WWW (World Wide Web – eine Teilfunktion des Internets, die gängige umgangssprachliche Abkürzung ist „Web"). Sie sind auch als Basis für eine Telematik-Integrationsplattform nutzbar. Ob Hochleistungsserver oder der Mikrochip eines Sensors, fast alles lässt sich mit relativ geringem Aufwand zu einem weltumspannenden hochverfügbaren Telematiknetzwerk verbinden.

Verschiedene Technologien sind notwendig, damit leistungsfähige Webanwendungen entstehen können. In den letzten Jahren haben sich, teilweise unabhängig voneinander, in den einzelnen Bereichen ausgereifte Lösungen etabliert, die zusammengeführt werden müssen. Dabei ist es wichtig, dass das Gesamtsystem nicht nur als eine Menge unabhängiger Komponenten besteht, sondern dass die Komponenten auch eng zusammen arbeiten. Denn gerade die Vielfalt und Heterogenität der im Gesundheitssystem eingesetzten Systeme führen zu Redundanzen in der Datenhaltung, zu Kommunikationsproblemen und zu hohem personellem Aufwand bei Nutzern und Betreuern. In diesem Zusammenhang kommt dem Aspekt der Interoperabilität eine besondere Bedeutung zu.[42] Somit ist der **Nutzen** für die Bürger nach der Selektionsphase in der Beratung darzustellen.

---

41 Itkonen, P. (2002): Development Of A Regional Health Care Network And The Effect Of Knowledge Intensive Work On Personnel And Organisation, in: Methods of Information in Medicine 5 (Hrsg), S. 387-392.
42 Vgl. Vgl. Nagel E. / Jähn K. / Reiher M. / Braasch P. / Ebert M. (2007): E-Health, in Nagel, E. (Hrsg.): Das Gesundheitswesen in Deutschland. Struktur - Leistungen - Weiterentwicklung: Deutscher Ärzte-Verlag, S. 259-265.

4.3 Adaptationsphase

Mit Bürgerintegration ist gemeint, die Leistungsempfangsbereiche in der Gesundheitsversorgung, bzw. Prävention, Therapie und Pflege, nicht einzeln zu betrachten, sondern immer im Gesamtkontext permanent zu bearbeiten. So ist in der **Adaptationsphase** die Gesundheitsbezogene Aspekte des Bürgers in Vernetzung zu entwickeln. Der aus der Selektionsphase erarbeitete Nutzen für die Bürger ist insbesondere in den Peripherien bei der Erstellung von Konzepten zu berücksichtigen. Somit entsteht aus der Adaptationsphase die *Lösung*, die umzusetzen gilt.

4.4 Integrationsphase

Die Umsetzung der Lösung stellt im Lösungsmodell die **Integrationsphase** dar, die aus Erkenntnisse der Gesundheitssystemanalyse resultiert und die IT-Leistungskarte[43] nach Elsener ähnelt: IT-Bildung, IT-Projekte, IT-Betrieb. Die Umsetzung der Lösung ist die Ursache von *Wandel* am Markt, der kontrolliert werden soll; Und so schließt sich der Kreis mit dem Controlling in der Gestaltungsphase des Lösungsmodells: „The E-Health Consulting Life Cycle" zur Optimierung der Schnittstelle Bü-GV als Referenzmodell (Abbildung 3) entsteht.

---

43 Vgl. Elsener, Markus (2005): Kostenmanagement in der IT. Leistungssteigerung und Kostenoptimierung: Mitp-Verlag

5   Lösungsmodell - E-Health Consulting Life Cycle

„The E-Health-Consulting Life Cycle" stellt ein Lösungsmodell dar, das den gesamten Lebenszyklus einer Dienstleistung oder eines Produktes abdecken kann. Das Lösungsmodell (Abbildung 5) ist als ganzheitliches IT-Beratungsprozess zu interpretieren und soll besonders als Reflexionsinstrument dienen. Dabei lassen sich Ziele für spezifische Modelle ableiten, was Referenzmodelle wesentlich charakterisiert.

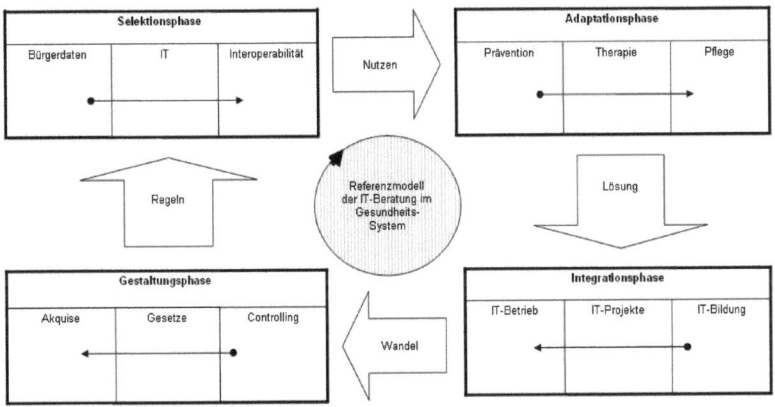

Abbildung 5: „E-Health Consulting Life Cycle" - Referenzmodell

Referenzmodelle stellen einen konzeptionellen, allgemeingültigen Rahmen dar, mit dessen Hilfe dann Implementierungsmodelle entwickelt werden können.[44] Implementierungsmodelle für den Beratungsprozess sind in der Literatur grundsätzlich linear aufgebaut und in unterschiedlichen Phasen gegliedert, denen Anzahl stark variiert.

Gegenstände der Referenzmodelle sind nach Lassmann einerseits Softwarereferenzmodelle und andererseits Branchenreferenzmodelle, zu denen „E-Health Consulting Life Cycle" (Abbildung 5) zählt. Ein Referenzmodell

---

44 Vgl. Niedereichholz, Christel / Niedereichholz, Joachim (2008): Consulting Wissen. Modulares Trainingskonzept für Berater mit Fallstudienhinweisen: Oldenburg Verlag, S. 113-114

beschreibt fachliche Inhalte und ein Implementierungsmodell stellt ein spezielles Modell für ein Unternehmen bzw. ein Anwendungssystem oder eine Vorlage für die Implementierung dar.[45] Diese Unterscheidung ist die Grundlage für die Anwendung des Lösungsmodells, das sich als Referenzmodell klassifizieren lässt.

6 Anwendung des Lösungsmodells

Nach Foegen et al. ist neben dem Referenzmodell, wie z.b. das „E-Health Consulting Life Cycle"-Referenzmodell, die Karte der Anwendung die zweite wichtige Orientierung, die für eine erfolgreiche Anwendung benötigt wird. Die Karte der Anwendung stellt die wichtigsten Elemente des Vorgehens dar. Das Referenzmodell beschreibt die wichtigsten Elemente des Ziels der Anwendung – nämlich die Charakteristiken einer effektiven und effizienten Organisation. Für eine erfolgreiche Anwendung werden beides benötigt - Wissen über das Vorgehen (Referenzmodell) und Wissen über das Ziel (Karte der Anwendung).[46]

Der Anwendungsfokus heutiger IT-Systeme liegt längst nicht mehr lediglich auf einzelnen Geschäftsprozessen, sondern auf ganzen Geschäftsprozessketten, die den Lebenszyklus eines Produktes (von der Produktidee über die Produktion, den Vertrieb bis zur Wartung) abdecken.[47] Diesbezüglich finden sich immer und überall in Organisationen verfestigte Denkmuster, denn sie entstehen hauptsächlich aus der funktionalen Differenzierung als Folge der Prozesse in einer Organisation.[48] Nach Scherm ist die funktionale Organisation die am meisten angewandte Organisationsform in der Wirtschaft. Die Vorteile einer arbeitsteiligen Wirtschaft sind traditionell mit dem Organisationskonzept einer funktionalen Struktur verbunden. Die Bildung von Funktionsbereiche nach gleichartigen Tätigkeiten

---

45 Vgl. Lassmann, Wolgang (2006): Wirtschaftsinformatik. Nachschlagwerk für Studium und Praxis: Gabler Verlag, S. 314-316
46 Vgl. Foegen, Malte / Solbach, Mareike / Raak, Claudia / Konrad, Mike (2007): Der Weg zur professionellen IT. Eine praktische Anleitung für das Management von Veränderungen mit CMMI, ITIL oder SPICE : Springer Verlag, S. 52
47 Vgl. Hurtienne, Jörn / Prümper, Jochen (2007): Vom Zauberer zum Partner – Usability Beratung im Spiegel organisationaler Reife, in: Nissen, Volker (Hrsg.): Consulting Research. Unternehmensberatung aus wissenschaftlicher Perspektive: Gabler Verlag, S. 335

(Beschaffung, Produktion, Absatz, Entwicklung) erlaubt eine höchstmögliche Nutzung von Größen- und Spezialisierungsvorteile,[49] was den Aufbau von Kernkompetenzen fördert. Die folgende Abbildung 6 stellt die Funktionsbereiche in Unternehmen dar, die nach Jones/Bouncken die Porters Strategien zur Kostensenkung und Differenzierung verfolgen. Daher sind diese Unternehmen potentielle Kunde der IT-Beratung im Gesundheitssystem.

Kosten- und Differenzierungsvorteile einer funktionalen Strategie

Wertschaffende Funktion	Quelle des Kosten-vorteils	Quelle des Differen-zierungsvorteils
Produktion	Entwicklung von Fertigkeiten in flexibler Produktionstechnologie	Steigerung von Produktqualität und -zuverlässigkeit
Personalmanagement	Reduktion von Mitarbeiterfluktuation und Abwesenheitszeiten	Einstellung von hochqualifiziertem Personal Entwicklung innovativer Personalentwicklungsprogramme
Materialwirtschaft	Einsatz eines Just-in-Time-Inventarsystems/computergestützten Lagermanagements, Entwicklung langfristiger Beziehungen mit Zulieferern und Kunden	Nutzung von Reputation und langfristigen Beziehungen zu Zulieferern und Kunden, um hochqualitative Inputs sowie eine effiziente Distribution und Entsorgung der Outputs sicherzustellen
Vertrieb und Marketing	Gesteigerte Nachfrage und niedrigere Herstellungskosten	Ansprache einzelner Kundengruppen Zuschneiden der Produkte auf die Kunden Förderung der Markennamen
Forschung und Entwicklung	Verbesserte Effizienz der Produktionstechnologien	Entwicklung neuer Produkte Verbesserung bestehender Produkte

Abbildung 6: Funktionen zur Kosten- und Differenzierungsvorteile[50]

Menschen gleicher Position geraten in gleiches Denken. Die Denkweise im Vertrieb ist beispielsweise darauf gerichtet, die Kundenwünsche zu befriedigen,

---

48 Vgl. Kühl, Stefan / Schnelle, Wolfgang (2005): Laterales führen, in: Aderhold Jens, Meyer Matthias, Wetzel, Ralf (Hrsg.): Modernes Netzwerkmanagement: Anforderungen - Methoden - Anwendungsfelder: Gabler Verlag, S. 193
49 Vgl. Scherm, Ewald / Pietsch, Gotthard (2007): Organisation. Theorie, Gestaltung, Wandel: Oldenbourger Verlag, S. 128
50 Jones, Gareth R., Bouncken, Ricarda B. (2008): Organisation. Theorie, Design und Wandel: Muenchen: Addison-Wesley Verlag, 5. Auflage, S. 490

während die Produktion darauf gerichtet ist, die geplante und laufende Produktion nicht zu ändern.[51] Diese Denkmuster werden noch mit den Divergierenden Zielsetzungen der Funktionsbereiche in Organisationen verstärkt (Abbildung 7).

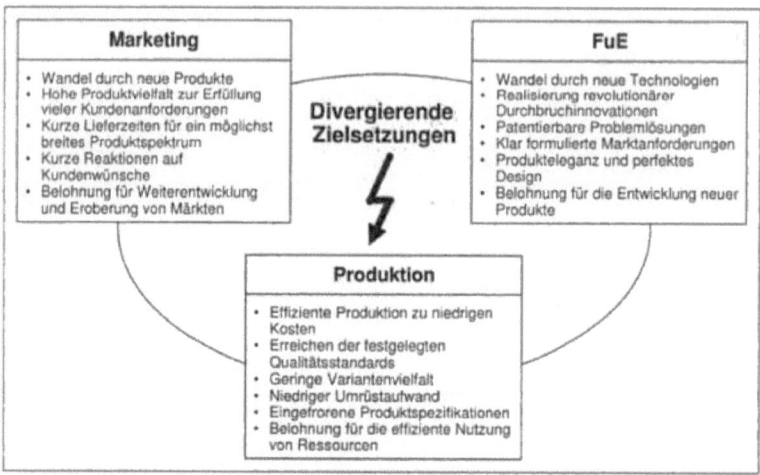

Abbildung 7: Divergierende Zielsetzungen der Funktionsbereiche [52]

Die Erkenntnisse über Denkmuster und divergierende Zielsetzungen der Funktionsbereiche in Organisationen sind entscheidend für die Darstellung der Handlungsziele zur Anwendung des Lösungsmodells. In diesem Zusammenhang soll eine Karte der Anwendung für das „E-Health Consulting Life Cycle"- Referenzmodell entwickelt werden, um eine erfolgreiche Anwendung zu gewährleisten.

---

51 Vgl. Jones, Gareth R., Bouncken, Ricarda B. (2008), S. 490-491
52 Lühring, Norbert (2006): Koordination von Innovationsprojekten: Gabler Verlag, S. 58

Referenzmodell für IT-Beratung im Gesundheitssystem - „E-Health Consulting Life Cycle"
Cyrille Herve Timwo Monthe
2010

Abbildungsverzeichnis

Referenzmodell für IT-Beratung im Gesundheitssystem - „E-Health Consulting Life Cycle"
Cyrille Herve Timwo Monthe
2010

Literaturverzeichnis

Aschke, Manfred (2002): Kommunikation, Koordination und soziales System. Theoretische Grundlagen für die Erklärung der Evolution von Kultur und Gesellschaft: Lucius & Lucius Verlag, S. 197

Bauer, Thomas A. (2003): Medienwissenschaftliche Perspektive III, in: Altmeppen, Klaus-Dieter / Karmasin, Matthias (Hrsg.): Medien und Ökonomie, Bd.1/1, Grundlagen der Medienökonomie. Wirtschaftswissenschaft, Kommunikations- und Medienwissenschaft: VS Verlag, S. 124

Belz, Christian / Bieger, Thomas et al. (2006): Customer Value - Kundenvorteile schaffen Unternehmensvorteile. St.Gallen/München: Thexis/ Redline Wirtschaft bei Verlag Moderne Industrie, 2. Auflage, S. 115.

Bergmann, Gustav / Jürgen Daub (2006): Innovations- und Kompetenz-management. Grundlagen - Prozesse – Perspektiven: Gabler Verlag, S. 98

Best, Eva / Weth, Martin (2009): Geschäftsprozesse optimieren. Der Praxisleitfaden für erfolgreiche Reorganisation. Gabler Verlag, 3. Auflage, S. 15

Bliss, C. (2000): Management von Komplexität. Ein integrierter, system-theoretischer Ansatz zur Komplexitätsreduktion, Wiesbaden: Gabler, S. 171f

Brandl-Nebehay, Andrea / Rauscher-Gföhler, Billie / Kleibel-Arbeithuber, Juliane (1998): Systemische Familientherapie. Grundlagen, Methoden und aktuelle Trends: Facultas Universitätsverlag, S. 45.

Chandler, Alfred D. Jr. (1969): Strategy and Structure: Chapters in the History of the Industrial Enterprise, Cambridge: MIT Press

Deming, W.E. (1982): Out of the Crisis: Massachusetts Institute of Technology, Cambridge, S. 88.

Eberspächer, Jörg (2006): eHealth. Innovationen durch Informationstechnologien im Gesundheitswesen, in: Picot, Arnold / Eberspächer, Jörg / Braun, Günter (Hrsg.): eHealth. Innovations- und Wachstumsmotor für Europa. Potenziale in einem vernetzten Gesundheitsmarkt, Berlin / Heidelberg: Springer Verlag, S. 2

Elsener, Markus (2005): Kostenmanagement in der IT. Leistungssteigerung und Kostenoptimierung: Mitp-Verlag

Engel F, Sickendick U (2005): Beratung ein eigenständiges Handlungsfeld mit neuen Herausforderungen. In: Pflege & Gesellschaft 04/2005, S. 163

Foegen, Malte / Solbach, Mareike / Raak, Claudia / Konrad, Mike (2007): Der Weg zur professionellen IT. Eine praktische Anleitung für das Management von Veränderungen mit CMMI, ITIL oder SPICE : Springer Verlag, S. 52

Glatz, Hans / Graf-Götz, Friedrich: Handbuch Organisation gestalten: Für Praktiker aus Profit- und Non-Profit-Unternehmen, Trainer und Berater: Beltz Verlag, S. 75

Heiß, Marianne (2004): Strategisches Kostenmanagement in der Praxis. Instrumente -Maßnahmen - Umsetzung: Gabler Verlag, S. 9

Hurtienne, Jörn / Prümper, Jochen (2007): Vom Zauberer zum Partner – Usability Beratung im Spiegel organisationaler Reife, in: Nissen, Volker (Hrsg.): Consulting Research. Unternehmensberatung aus wissenschaftlicher Perspektive: Gabler Verlag, S. 335

Itkonen, P. (2002): Development Of A Regional Health Care Network And The Effect Of Knowledge Intensive Work On Personnel And Organisation, in: Methods of Information in Medicine 5 (Hrsg), S. 387-392.

Jones, Gareth R., Bouncken, Ricarda B. (2008): Organisation. Theorie, Design und Wandel, Muenchen: Addison-Wesley Verlag, 5. Auflage, S. 490-491

Kerridge, D. / Kerridge, S. (1997): „Managing Complexity", in Journal for Quality and Participation, Vol. 20, No. 2, S.60-65

Koch-Straube, Ursula (2003): Beratung in der Pflege, in: Pflege und Gesellschaft - Das Originäre der Pflege entdecken. Pflege beschreiben, erfassen und begrenzen, DV Pflegewissenschaft, Frankfurt am Main: Mabuse Verlag, S. 2

Kühl, Stefan / Schnelle, Wolfgang (2005): Laterales führen, in: Aderhold Jens, Meyer Matthias, Wetzel, Ralf (Hrsg.): Modernes Netzwerkmanagement: Anforderungen - Methoden - Anwendungsfelder: Gabler Verlag, S. 193

Lang, Florian (2007): Wissensbasierte Verhandlungsautomatisierung auf elektronischen Echtzeit-Märkten: Gabler Verlag, S. 193

Lassmann, Wolgang (2006): Wirtschaftsinformatik. Nachschlagwerk für Studium und Praxis: Gabler Verlag, S. 314-316

Lühring, Norbert (2006): Koordination von Innovationsprojekten: Gabler Verlag, S.58

Luhmann, Niklas (1984): Soziale Systeme. Grundriss einer allgemeinen Theorie, Frankfurt am Main: Suhrkamp Verlag, S. 22ff

Malik, Fredmund (2007): Management. Das A und O des Handwerks: Campus Verlag, S. 34, S. 157

Malik, Fredmund (2008): Strategie des Managements komplexer Systeme, Haupt Verlag: 10 Auflage, S. 41

Malik, Fredmund (2008): Unternehmenspolitik und Corporate Governance: Wie sich Organisationen von selbst organisieren: Campus Verlag, S. 149

Nagel E. / Jähn K. / Reiher M. / Braasch P. / Ebert M. (2007): E-Health, in Nagel, E. (Hrsg.): Das Gesundheitswesen in Deutschland. Struktur - Leistungen - Weiterentwicklung: Deutscher Ärzte-Verlag, S. 259-265.

Niedereichholz, Christel / Niedereichholz, Joachim (2008): Consulting Wissen. Modulares Trainingskonzept für Berater mit Fallstudienhinweisen: Oldenburg Verlag, S. 113-114

Österle, H. (1996): Integration. Schlüssel zur Informationsgesellschaft, in: Österle, H. / Riehm, R. / Vogeler, P. (Hrsg.): Middelware: Grundlage, Produkte und Anwendungsbeispiele für die heterogener Welten, Braunschweig und Wiesbaden: Vieweg Verlag, S. 3

Plag, Martin (2007): Veränderungsmanagement in Bundesministerien. Eine empirische Untersuchung auf Basis multipler Fallstudien: Gabler Verlag, S. 69

Pohlmann, Markus (2006): Beratung als Interaktionsform - Perspektiven, Trends und Herausforderungen, in: Markus Pohlmann und Thorsten Zillmann: Beratung und Weiterbildung. Fallstudien, Aufgaben und Lösungen. München und Wien: insb. S. 32-36

Röpke, Jochen (1977): Die Strategie der Innovation. Eine systemtheoretische Untersuchung der Interaktion von Individuum, Organisation und Markt im Neuerungsprozess: Mohr Siebeck Verlag, S. 37

Scherm, Ewald / Pietsch, Gotthard (2007): Organisation. Theorie, Gestaltung, Wandel: Oldenbourger Verlag, S. 128, S. 333

Schonert, Torsten (2008): Interorganisationaler Wertschöpfungsnetzwerke in der deutschen Automobilindustrie: Gabler Verlag , S. 203

Sober, E. (1984): Conceptional Issues in Evolutionary Biology. Cambridge, Mass.: Bradford Books, MIT Press, S. 208

Timwo Monthe, Cyrille Herve (2009a): Forschungsdefizit im Gesundheitssystem für die Optimierung der Schnittstelle Bürger - Gesundheitsversorgung (Bü-GV): Grin Verlag.

Timwo Monthe, Cyrille Herve (2009b): Forschungsmethodischer Ansatz zur Optimierung der Schnittstelle Bürger - Gesundheitsversorgung (Bü-GV) durch IT-Beratung: Grin Verlag.

Timwo Monthe, Cyrille Herve (2009c): IT-Beratung im Gesundheitssystem aus systemtheoretischer Perspektive - Status Quo -: Grin Verlag.

Wiener, Norbert (1948): Cybernetics or Control and Communication in the Animal and the Machine: MIT Press (deutsche Ausgabe: Kybernetik. Regelung und Nachrichtenübertragung im Lebewesen und in der Maschine, 1948)

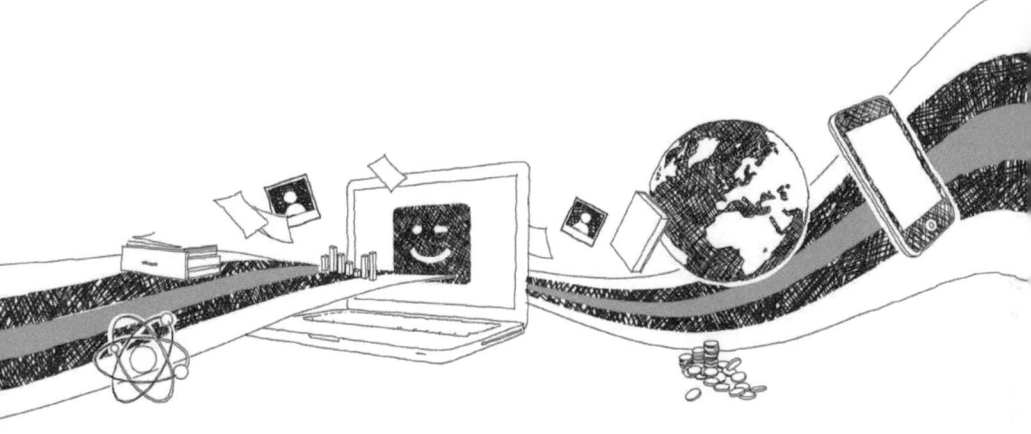
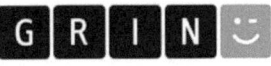